AF464323

TRAITEMENT

DES

Suppurations du Sinus front

(MÉTHODE OGSTON-LUC EN PARTICULIER)

PAR

Le Docteur René ÉTIÉVANT

EX-INTERNE DES HOPITAUX DE LYON
ANCIEN PRÉPARATEUR A LA FACULTÉ DE MÉDECINE

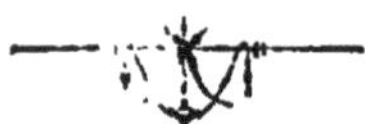

LYON
IMPRIMERIE PAUL LEGENDRE & Cie
Ancienne Maison A. WALTENER
14, rue Bellecordière, 14
1898

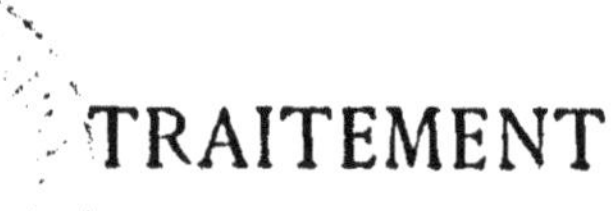

TRAITEMENT

DES

SUPPURATIONS DU SINUS FRONTAL

(Méthode Ogston-Luc en particulier)

TRAITEMENT

DES

Suppurations du Sinus frontal

(MÉTHODE OGSTON-LUC EN PARTICULIER)

PAR

Le Docteur René ÉTIÉVANT

EX-INTERNE DES HOPITAUX DE LYON
ANCIEN PRÉPARATEUR A LA FACULTÉ DE MÉDECINE

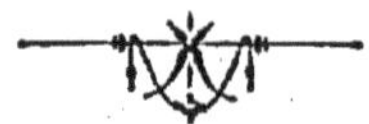

LYON
IMPRIMERIE PAUL LEGENDRE & Cie
Ancienne Maison A. WALTENER
14, rue Bellecordière, 14

1898

DU MÊME AUTEUR

Un cas de paresthésie du fémoro-cutané externe accompagnant un lympho-sarcome du pharynx. Considérations sur les phénomènes asphyxiques provoqués par les polypes naso-pharyngiens (*Revue internationale de laryngologie*, etc., avril 1896).

Les mastites chez l'homme (*Revue générale, Province Médicale*, janvier, 1897).

Lipome de la région mammaire (*Province Médicale*, décembre 1897).

Un cas d'actinomycose cervico-faciale (*Province médicale*, janvier 1897).

L'inversion de la vaginale dans le traitement de l'hydrocèle (*Lyon-Médical*, janvier 1897).

La question des végétations adénoïdes tuberculeuses (*Province Médicale*, mars 1897).

La phlébite du sinus et la septico-pyohémie d'origine otique. En collaboration avec le Dr Rivière (In Congrès de chirurgie 1896. — *Province médicale* 1896. — *Revue de Chirurgie*, novembre, décembre 1896. — *Lyon-Médical*, janvier 1897. — *Archives de laryngologie*, novembre, décembre 1896).

La diplacousie mono-auriculaire (*Annales des maladies du larynx*, 1897).

L'ostéotomie médiane de l'os hyoïde et la pharyngotomie trans-hyoïdienne (*Revue générale, Gazette des Hôpitaux*, 1897).

Tuberculose et Rétrecissement mitral (In Cliniques de la Charité de Paris, article Pierre Teissier).

Sténose du pylore d'origine biliaire. (In Alex, Thèse Lyon 1897.

Rétrécissement néoplasique de l'œsophage, traité par la méthode de Symonds (In Bert, Th. Lyon 1897.

Les mastoïdites. Diagnostic et Traitement. En collaboration avec le Dr Rivière (*Revue générale*, en préparation).

CHAPITRE PREMIER

Considérations anatomiques et cliniques

Anatomie. — Une connaissance parfaite de l'anatomie des sinus frontaux est de toute nécessité pour étudier les différentes méthodes de traitement des sinusites et en expliquer les effets. Nous ne nous attarderons pas néanmoins à une description minutieuse de ces deux cavités irrégulières situées entre les tables interne et externe du frontal près de la racine du nez; nous insisterons seulement sur quelques points de détail qui n'en ont pas moins une valeur réelle au point de vue opératoire.

Le cas signalé par Poirier, où existaient du même côté deux sinus accolés et deux canaux naso-frontaux, constitue une anomalie exceptionnelle dont il n'y a pas lieu de se préoccuper.

Leurs dimensions sont très variables; on peut dire d'une façon générale qu'ils sont d'autant plus développés que le sujet est plus âgé. A partir de quarante ans surtout, le cavité augmente en hauteur et en largeur au point d'empiéter sur l'apophyse orbitaire externe. Avant cette période, les sinus mesurent en moyenne trois centimètres dans toutes leurs dimensions ; mais les différences de dimensions d'un sinus à l'autre ou d'individu à individu sont considérables et, à côté des sinus, décrits par Ruysch, s'étendant même jusqu'aux pariétaux d'une part et jusqu'aux apophyses orbitaires externes d'autre part, il faut en noter d'autres où ils manquent complètement.

En 1856, Tillaux avait déjà remarqué leur absence unilatérale ou bilatérale. Poirier l'a constatée deux fois sur 31 cas; Bouyer les dit manquer 4 à 5 fois °/o. Nous-même l'avons observée trois fois sur environ 60 sujets trépanés ; une fois l'absence n'était qu'unilatérale ; le sinus existant était, en revanche, très spacieux.

La cloison qui les sépare, épaisse au début de la vie, va, dit Tillaux, en s'amincissant peu à peu pour disparaître complètement par un travail de résorption osseuse. Par contre, Tilley, de l'examen de 120 crânes, conclut que la cloison est toujours complète et qu'on doit accueillir avec réserve les rapports concluant à une libre communication des sinus.

Il y a lieu, croyons-nous, de faire une différence entre les sinus à l'état normal et les sinus pathologiques.

Signalons encore que les parois, principalement l'inférieure, deviennent plus minces avec l'âge, d'où propagation facile des processus phlegmasiques vers l'orbite ; que la paroi postérieure est très mince, comparée à la paroi antérieure et qu'elle peut être défoncée au cours d'une intervention trop vigoureusement menée.

Si maintenant nous examinons la profondeur de l'infundibulum à partir de la face antérieure, nous voyons qu'elle est très variable. Elle peut atteindre 28 millimètres, mais le plus souvent elle est moindre qu'on ne le suppose généralement.

La direction et la capacité du conduit naso-frontal sont enfin des plus variables ; d'une longueur moyenne de 15 millimètres chez l'homme et de 12 chez la femme, il se dirige à travers les cellules ethmoïdales antérieures, d'abord de haut en bas, puis d'avant en arrière pour aboutir à l'infundibulum du méat moyen.

Considérations cliniques. — On ne saurait trop approuver Moure quand il dit que le traitement des sinusites doit être approprié non seulement à chacune des cavités malades, mais encore aux divers processus inflammatoires et suppuratifs de la région. « Il ne pourrait venir à l'idée de personne de traiter de la même manière un simple écoulement muqueux ou muco-purulent et une sinusite fongueuse avec formation de points d'ostéite et même de séquestres. » « Or, dans les travaux publiés jusqu'à ce jour par la plupart des auteurs qui se sont occupés de cette question, ces différentes applications de nos moyens d'action ne me paraissent pas avoir été suffisamment indiquées et les données fournies par chaque opérateur me semblent s'appliquer à des catégories de cas ou même aux faits particuliers qu'ils publient, plutôt qu'à l'ensemble des lésions susceptibles d'être observées dans les cavités annexes du nez. »

Aussi pour arriver à un peu de précision dans le traitement des sinusites, le premier point consiste-t-il à établir les formes cliniques que l'on est susceptible d'observer dans la pratique et les moyens dont on dispose pour combattre ces manifestations morbides variées.

Au point de vue des manifestations extérieures, on pourrait diviser les suppurations du sinus frontal en deux catégories :

1° L'empyème ouvert des rhinologistes, toujours plus ou moins latent ;

2° L'empyème fermé à manifestations orbitaires, forme observée surtout par les ophtalmologistes.

La première forme, qui est de beaucoup la plus commune et dont la deuxième n'est qu'une complication, passe très souvent inaperçue. Ceci est dû, comme le fait observer Lermoyez, à ce fait que tous les livres classiques propageaient, jusqu'à ces derniers temps, une erreur colossale. Il y est dit, en effet, qu'une sinusite se reconnaît à la chaleur, à la rougeur, au gonflement de la peau, avec, au niveau du sinus incriminé, une sensation de crépitation parcheminée. Ce ne sont pas du tout les signes d'une sinusite, ce sont les signes d'une complication rare des sinusites : l'extériorisation. « Tant que reste ouvert l'orifice nasal d'un sinus, le pus se déverse dans le nez et la gorge, sans que rien ne le trahisse au dehors ; ce n'est que dans les cas rares où cet orifice se ferme, que le pus trouvant close sa porte de sortie nasale cherche à se faire une issue soit vers la peau, soit, le plus souvent et plus rapidement vers le cerveau » (Lermoyez).

Aussi voici la liste des erreurs de diagnostic que cet auteur a le plus souvent relevées : coryza violent, coryza goutteux, névralgie dentaire, névralgie faciale, douleurs rhumatoïdes, érysipèle de la face, méningite, méningisme, et surtout influenza.

Dans d'autres cas la sinusite passe inaperçue en raison de l'insouciance des malades qui gardent une lésion les gênant relativement peu. C'est alors une découverte d'amphithéâtre (1).

L'évolution des sinusites frontales suit divers stades auxquels répondent autant de formes différentes.

Hajek et Moure décrivent ainsi ces trois stades :

1° Le premier est caractérisé par un simple suintement muqueux ou muco-purulent se produisant à des intervalles irréguliers plus ou moins éloignés et n'occasionnant d'autres symptômes, que ceux d'une sécrétion nasale, ou naso-pharygienne, un peu plus abondante qu'elle ne devrait l'être, ou un écoulement susceptible de devenir plus abondant à certaines périodes, ou sous certaines influences.

(1) Les recherches anatomo-pathologiques montrent bien la fréquence des sinusites. Gradenigo sur 103 autopsies faites au hasard a trouvé 19 empyèmes; de là on pourrait à juste titre conclure que sur cinq malades quelconques, pris au hasard dans un hôpital, un au moins est porteur d'une sinusite. A un intervalle très court, M. Lannois a constaté des lésions du sinus frontal sur deux malades morts dans son service d'affection banale et qui n'avaient jamais attiré son attention sur ce point. Les cas de ce genre sont, d'après lui, plus nombreux qu'on ne le croit généralement.

2° L'inflammation devient réellement chronique et suppurative, ce n'est plus du mucus ou du muco-pus qui s'écoule par périodes, mais une véritable blennorrhée qui suinte constamment des cavités nasales ou de l'arrière nez.

« Cet écoulement produit dans quelques cas une simple tuméfaction des pourtours du canal, ou de l'orifice par lequel il s'échappe au dehors, tandisque d'autres fois la muqueuse se tuméfie par places, ou même dégénère, déterminant ainsi des néo-formations polypoïdes de volume variable, qui rétrécissent ou obstruent plus ou moins complètement le canal ou l'orifice de la cavité accessoire malade. La première forme est celle dite latente ; on a appelé la seconde polypoïde ou fongueuse. »

3° L'intérieur des cavités accessoires arrive à se remplir de fongosités, à se distendre, à se nécroser, formant des abcès qui se font jour vers l'extérieur et donnent lieu à des trajets fistuleux plus ou moins permanents et à des déformations externes tout à fait caractéristiques : c'est la forme osseuse.

Un quatrième groupe comprendrait les sinusites combinées où l'inflammation ne se limite plus à telle ou telle cavité accessoire, mais atteint plusieurs d'entre elles en même temps, ou les englobe toutes dans un même processus inaflmmatoire.

C'est dans cet ordre que nous étudierons le traitement des sinusites.

Au premier groupe nous adjoindrons les sinusites aiguës dont l'importance est relativement moindre, guérissant généralement d'elles-mêmes et pour lesquelles le rhinologiste est peu consulté par le malade.

D'autre part, ce que nous dirons du troisième groupe pourra s'appliquer à l'empyème à évolution orbitaire des ophtalmologistes.

Nous indiquerons enfin, en dernier lieu, le traitement des complications.

CHAPITRE II

Traitement des sinusites frontales aiguës et des sinusites chroniques à forme muqueuse.

Toute sinusite aiguë doit guérir, dit Lermoyez; si elle ne le fait pas, c'est presque toujours parce qu'elle a été mal soignée à son origine. La terminaison par la guérison est heureusement sa terminaison habituelle spontanée. Cette terminaison devrait être non pas habituelle, mais constante, si le traitement mis en œuvre contre cette affection n'était pas le plus souvent tardif et intempestif.

Cliniquement il existe deux types de sinusites aiguës.

a). Le type bénin qui ne détermine que de la douleur et de l'écoulement nasal.

b). Le type grave avec troubles de l'état général, et extériorisation locale. Plus grave encore est le cas du malade, porteur d'une déhiscence congénitale de la paroi interne du sinus; il est exposé à faire, dès le début de sa sinusite, une méningite par contiguité.

En dehors de ces cas, toute sinusite aiguë, non traitée, peut devenir chronique; l'affection, bénigne le plus souvent, et facilement curable, se transforme alors en une affection grave et incurable sans acte opératoire.

« Donc toute sinusite aiguë doit être traitée sans retard, sans hésitation, et surtout sans escompter la spontanéité possible d'une guérison ». Or, *traiter* ne veut pas dire *opérer*. Aussi ne doit-on admettre que deux indications opératoires d'une sinusite aiguë :

« 1° *Indication opératoire d'urgence*, qui s'impose :

a). S'il existe quelque *accident cérébral* à haute signification, convulsions, coma, etc.

b). Si la sinusite s'est déjà extériorisée en un *phlegmon orbitaire* ou *sous-cutané*. Dans ce cas, pas de temps à perdre.

« 2° *Indication opératoire de nécessité,* si le traitement médical, appliqué pendant un temps suffisant, n'a rien donné. Et par temps suffisant j'entends, avec Avellis, deux semaines, et non pas deux ou trois jours, comme l'indique Grünwald.

Hors de là, pas de chirurgie. C'est le traitement doux, le traitement médical abortif qu'il faut toujours mettre en œuvre ».

Nous reviendrons plus loin sur le traitement de ces cas particuliers.

Pour les formes bénignes, l'indication principale est de parer à la rétention des sécrétions par la tuméfaction inflammatoire de la muqueuse qui tapisse l'embouchure du canal naso-frontal..

Parmi les traitements conseillés, les uns sont inutiles ou mêmes dangereux, les autres sont inapplicables par le médecin non spécialisé.

La douche nasale est inutile, puisqu'elle ne peut pénétrer dans les sinus atteints ; elle est dangereuse, puisqu'elle peut charrier du pus vers l'oreille moyenne et y faire éclater une otite.

La douche d'air avec la poire de Politzer a l'avantage de bien vider le sinus atteint et de calmer, séance tenante, les douleurs résultant de la rétention du pus, mais elle peut également compromettre l'oreille et le sinus non encore atteints.

La cocaïnisation directe de l'orifice du sinus fait rétracter la muqueuse orificielle, mais elle a une action trop passagère et il faudrait recommencer le pansement toutes les demi-heures.

Lermoyez propose d'avoir recours au menthol, produit non toxique, vaso-constricteur local, analgésique, et qui maintient une atmosphère bactéricide dans les cavités infectées. Il l'emploie en inhalations : on jette une cuillerée à café de la solution suivante :

Alcool à 90°	100 gr.
Menthol cristallisé	4 gr.

dans un bol d'eau chaude qu'on coiffe d'un entonnoir renversé, dont on introduit la petite extrémité dans la narine du côté malade.

On ajoute à ces inhalations l'application permanente de compresses humides chaudes sur le front.

Avec ce traitement, on aurait, dit Lermoyez, la bonne fortune de diminuer considérablement le nombre des sinusites chroniques.

C'est dans le cas où ce traitement bénin échoue que l'on est autorisé à intervenir par le cathétérisme du canal naso-frontal.

Cathétérisme du sinus frontal

Le premier auteur qui a proposé le cathétérisme est Jurasz (*Berlin. Klin. Woch.*, 1887); il le tenta avec un stylet métallique fin, boutonné, de 11 à 15 cent. de long; puis, à sa suite et parmi les partisans de cette méthode viennent Hansberg, Schüller, Cozzolino, Dortmund, Lichtwitz.

Dortmund, dans son travail sur le cathétérisme des cavités accessoires du nez, basé sur l'examen de 80 crânes, tendait à démontrer que le cathétérisme du sinus est plus facile qu'on ne le croit généralement.

Hansberg se servait d'une sonde boutonnée ayant 1 millimètre d'épaisseur, dont l'extrémité, sur une longueur de 3 centimètres, fait un angle de 125° avec le reste de la tige. C'est ce même auteur qui, avant Hajek, a proposé comme temps préparatoire au cathétérisme, la résection de la partie antérieure du cornet moyen.

Depuis, Lichtwitz a proposé une nouvelle sonde

rendant, d'après lui, le cathétérisme plus facile; elle est coudée à angle droit, à 1 centimètre de son extrémité.

Panas préconise également l'emploi d'une sonde d'un modèle un peu différent; de même Hartmann.

Enfin Moure préfère une simple sonde à trompe d'Eustache, un peu fine, légèrement malléable, à laquelle on donnera une courbure appropriée à chaque cas.

Après une cocaïnisation énergique du méat moyen, on introduit la canule le bec en avant. *Les uns* la poussent directement en haut, puis en haut et en avant, en imprimant à la main qui tient le téton de la canule un mouvement en quart de cercle, dirigé de haut en bas et d'avant en arrière, exactement en sens inverse de celui qu'on décrit pour introduire une sonde laryngienne ; il faut, ce faisant, porter légèrement le bec de la canule en dehors, inclinaison que facilite beaucoup la résection préalable de la tète du cornet moyen, et, après quelques tâtonnements, on pénètre dans le sinus frontal. *Les autres* (Panas) la glissent obliquement le long de la voûte de l'auvent nasal, jusqu'à ce qu'on soit arrêté par un obstacle qui est la protubérance de l'ethmoïde et l'extrémité antérieure du cornet moyen; en soulevant alors le manche, le bec tombe dans l'infundibulum ; un simple mouvement de bascule fait pénétrer l'extrémité dans le canal fronto-nasal,

A ce moment, la tige courbe de l'instrument à concavité postérieure, devenue verticale, s'applique contre l'arcade dentaire supérieure ; en tirant légèrement sur la sonde, on sent le bec s'accrocher dans le sinus; indice de succès (Panas). D'après Hansberg, on est averti de la réussite par la direction de la sonde, mais aussi par la pénétration dans la fosse nasale, au-delà de 5 centimètres à partir de l'orifice de la narine, cet orifice étant généralement distant de cette longueur du plancher du sinus.

D'après Lichtwitz, au moment où l'instrument pénètre, on entend un léger craquement, dû à la rupture de fines lamelles osseuses; en même temps survient un léger écoulement de sang, qu'on facilitera en faisant pencher la tête du malade en avant. Ceci semblerait indiquer qu'on pénètre le plus souvent dans le sinus par effraction.

Le cathétérisme est parfois difficile, même lorsqu'on a affaire à un canal naso-frontal normal; les difficultés s'accumulent lorsque le canal présente des anomalies ou que les parties environnant son orifice cachent celui-ci plus ou moins complètement. Parmi les anomalies du canal qui en rendent le cathétérisme particulièrement délicat, Chipault signale les irrégularités très grandes de son calibre et de sa direction, l'ouverture sur ses parois des cellules ethmoïdales, où l'instrument peut s'égarer sans que le chirurgien soit prévenu.

Il faut signaler encore, dit Alezais, sur le bord antérieur de la masse latérale de l'ethmoïde, une petite dépression capable d'arrêter momentanément le bec de la sonde, mais surtout une gouttière verticale parallèle à la gouttière frontale et plus large qu'elle, immédiatement placée derrière elle, et qui conduit dans les cellules ethmoïdales antérieures; enfin un petit conduit vertical borgne, long de 4 à 5 millimètres, s'ouvrant tantôt en avant, tantôt en dedans du canal frontal.

Les anomalies des parties nasales environnant l'orifice du canal sont moins graves, car on peut y porter remède. D'après Hajek, on devrait systématiquement, avant toute tentative de cathétérisme, enlever à l'anse galvanique la partie antérieure du cornet moyen, pour mettre l'hiatus à jour et le débarrasser des petits polypes qui l'encombrent presque toujours. C'est seulement lors d'hypertrophie ou d'enroulement excessif du cornet moyen qu'Hartmann le résèque au conchotome, Cozzolino à l'anse galvanique.

On peut aussi avoir à enlever l'apophyse unciforme lorsqu'elle présente un développement excessif, une saillie exagérée en dedans, qui transforme le canal infundibulaire en un véritable conduit plus ou moins isolé de la cavité du méat moyen.

Quoiqu'il en soit, le cathétérisme du canal frontal est impossible dans un nombre assez notable de cas, 50 fois sur 100 environ pour la majorité, 50 à 60 o/o pour Cholewa et Hartmann, 25 o/o d'après les recherches personnelles de Chipault.

Les rayons Rœntgen permettent seuls d'affirmer que la sonde est réellement dans le sinus. Scheier a sondé les sinus frontaux de 30 malades affectés de suppurations; dans 5 cas seulement il réussit, ainsi qu'il le vit par les rayons X. Dans un cas il crut avoir pénétré dans le sinus frontal, mais la radioscopie révéla que la sonde avait pénétré dans les cellules ethmoïdales.

Nous allons nous arrêter un instant sur le curettage de l'infundibulum et la résection de la tête du cornet moyen, préconisés par Lermoyez.

A. — Résection de la tête du cornet moyen

Souvent, comme nous l'avons signalé, le cornet moyen, par son volume ou sa situation, interdit aux instruments l'accès de l'infundibulum. Alors, avant toute intervention, il faut en réséquer la partie antérieure, sinon le traitement sera suivi d'un insuccès. L'anse galvano-caustique est préférable aux pinces de Grünwald ou au conchotome d'Hartmann qui sont difficiles à manœuvrer et exposent à des hémorrhagies abondantes.

B. — Curettage de l'infundibulum

Avant de l'entreprendre, on déblayera, avec le serre-nœud, le méat moyen des polypes qui peuvent l'obstruer, puis, par une tentative de cathétérisme du sinus avec un stylet mou, on cherchera la direction du chemin à suivre et la courbure à donner aux instruments. Le curetage, très douloureux, sera fait après cocaïnisation énergique du méat moyen ; il demande l'emploi d'une curette de Grünwald, de forme et de direction variables ou d'une petite curette de Lubet-Barbon à tige malléable, pénétrant facilement jusqu'à l'ostium frontal. Après avoir donné une courbure convenable à l'instrument, on le pousse dans la direction du sinus et on lui imprime avec précaution un mouvement de va-et-vient. On doit agir rapidement car une hémorrhagie profuse masque bientôt le champ opératoire.

On écouvillonne ensuite avec de la gaze iodoformée ou du coton imbibé de chlorure de zinc au 1/10e et on termine par une insufflation d'aristol ou un tamponnement à la gaze, si on craint une hémorrhagie.

Plusieurs curettages espacés de quelques jours sont souvent nécessaires pour déblayer le canal, et on ne doit considérer ce temps opératoire comme terminé que quand le pus sort aisément du sinus. « Dans quelques cas, il suffit à lui seul à faire cesser tous les symptômes pénibles et même à amener la guérison de la sinusite, en assurant au pus une voie d'écoulement facile ».

Le cathétérisme, précédé de ces deux temps opératoires permet l'évacuation des produits contenus dans le sinus, évacuation qu'on facilite au besoin par l'insufflation d'air au moyen d'une grosse poire de caoutchouc terminée par un tube très mince de même substance (Zaufal). Il permet aussi l'injection, dans la cavité, de liquides antiseptiques : solution phéniquée à 1/2 0/0 (Chiari) ; solution phéniquée, puis glycérine icthyolée ou vaseline iodoformée (Lichtwitz) ; solution boriquée à 3 0/0, ou dans les cas rebelles, solution de nitrate d'argent à 5 ou même 10 0/0 (Hajek). Enfin il rend possibles les cautérisations, soit de l'orifice du canal à l'aide de la pyocyanine fondue sur une sonde

(Cholewa), soit des parois mêmes du sinus à l'acide chromique ou chromo-chloracétique (Cozzolino).

Les injections sont pratiquées jusqu'à ce que le liquide ressorte clair, puis on sèche le sinus en donnant plusieurs douches d'air et on termine le pansement en projetant dans la direction du sinus une fine poudre, aristol, etc.

Bien que nous ayons à revenir sur le cathétérisme du canal fronto-nasal, au point de vue de sa valeur, à propos des sinusites fongueuses, disons immédiatement qu'il paraît indiqué de préférence aux méthodes que nous étudierons, dans les formes aiguës ou dans les sinusites chroniques à forme muqueuse; c'est, d'ailleurs, à cette seule catégorie que l'on doit étendre son emploi.

CHAPITRE III

Traitement des formes suppuratives latentes, fongueuses.

C'est particulièrement en présence de ces formes qu'on peut se demander s'il convient de traiter la suppuration par les voies naturelles ou par la voie externe; c'est à cette dernière qu'il faut avoir recours si l'on veut intervenir d'une manière vraiment active. Car deux indications doivent alors diriger le traitement :

a). Rétablir la perméabilité du canal naso-frontal pour favoriser l'élimination du pus contenu dans le sinus, résultat que pourrait donner, *à la rigueur*, le cathétérisme.

b). Modifier la muqueuse sinusale et tarir la source du pus, chose que ne peut pas faire le cathétérisme, vu le peu de valeur qu'ont les injections dites modificatrices (Garel). Aussi doit-on se décider à une intervention aussi radicale que possible, visant à enlever la fibro-muqueuse et à établir une large communication entre la cavité et le nez. Dans ce cas, la préoccupation qui doit guider le chirurgien sera d'éviter, autant que faire se peut, la déformation consécutive; c'est, en somme, aussi la préoccupation du malade, celle qui l'empêche souvent de se décider à une intervention.

Mais l'accord est loin d'être fait relativement à la conduite à suivre.

Deux procédés, ou plutôt deux ordres de procédés, sont en présence. Les uns tendent à atteindre le foyer par la voie nasale, sans délabrements extérieurs, les autres s'attaquent à lui par une brèche faite à la table extérieure du frontal ou à la partie inférieure du sinus.

A. — Voie nasale

La voie intra-nasale se prête elle-même à deux ordres d'interventions, suivant qu'on se propose de cathétériser le sinus et d'en faire le lavage, ou que l'on cherche à en perforer le plancher (Schaeffer), méthode du reste peu suivie en raison des difficultés matérielles et des risques qu'elle comporte.

a). Cathétérisme du canal naso-frontal.

Nous ne reviendrons pas sur son manuel opératoire et ses difficultés; nous verrons que, dans les formes auxquelles nous faisons allusion, le canal naso-frontal est tuméfié, par conséquent rétréci ou obstrué;

en outre, sa valeur thérapeutique est à peu près nulle.

b). Trépanation du sinus par la voie nasale.

Les difficultés du cathétérisme du canal naso-frontal ont amené Schaeffer et Dieffenbach à pratiquer la perforation du plancher nasal du sinus ; ils se servaient d'un stylet solide mais flexible, de 2 millimètres d'épaisseur, d'une sonde fénétrée ou d'une cuillère qu'ils introduisaient entre la cloison et le cornet moyen, en la dirigeant directement en haut vers le front. « On entend bientôt un léger crépitement dû à la fracture de minces lamelles osseuses ». Winckler préconisait un procédé analogue, et M. Chandelux pratiquait également la trépanation et le drainage par le nez à l'aide d'une tréphine.

N'osant avoir d'opinion personnelle sur cette méthode, force nous est d'invoquer l'opinion de chirurgiens autorisés.

D'après Moure, outre que le procédé ne réussit pas dans tous les cas, on s'expose souvent à pénétrer dans les cellules ethmoïdales ou même à travers la lame criblée de l'ethmoïde dans la cavité cranienne, et, quand la voie est créée, elle n'est pas bien large ; la méthode qui expose l'opérateur à des ennuis et le malade à des accidents est condamnée actuellement par les praticiens.

M. le professeur agrégé Rollet la rejette également comme une mauvaise et dangereuse opération et ne la décrit qu'à titre historique.

Panas rejette d'une façon absolue la trépanation et

le drainage par le nez à l'aide d'une tréphine ou d'un trocart destiné au placement d'un drain à travers le massif ethmoïdo-frontal, méthode dangereuse et le plus souvent inefficace.

A l'étranger, Schech se livre à une charge violente contre la méthode Winckler, méthode qui, d'après lui, conduit surtout à travers la lame criblée vers la cavité cranienne et ne fournirait, en tous cas, qu'un orifice étroit et mal situé.

Notre maître Garel arrive à la même conclusion. « La méthode de Schaeffer est dangereuse, car le stylet peut pénétrer dans la boîte crânienne ». Le cas malheureux de Mermod, où la mort fut due à une fausse route de ce genre, tend à confirmer toutes ces opinions. Quant à M. le professeur Gayet, il a abandonné cette méthode qui, pourtant, lui a donné des succès, sans aucun accident, parce qu'elle donne un jour insuffisant.

B. — Voie Externe.

Beaucoup de chirurgiens, rebutés à bon droit par l'infidélité et les dangers du cathétérisme ou de la création artificielle du canal naso-frontal, se sont déclarés partisans de l'attaque du sinus par la voie externe.

Il suffit, dit M. le professeur Gayet, d'avoir eu l'occasion d'ouvrir quelques sinus frontaux atteints de vieilles suppurations, remplis de fongosités et tapissés d'une épaisse membrane suppurante pour comprendre combien il est difficile, sinon impossible, de supprimer les causes de la suppuration par la méthode intra-nasale. Lermoyez établit, à ce sujet, une juste comparaison avec les mastoïdites des vieux otorrhéiques, comparaison d'autant plus justifiée que le voisinage des méninges est également immédiat.

Les procédés cutanés se groupent autour de deux procédés types :

a). *Procédé fronto-orbitaire.*
b). *Procédé frontal proprement dit.*

a). *Procédé fronto-orbitaire.*

Le procédé fronto-orbitaire ouvrant le sinus par son prolongement sus-orbitaire fut employé par Richter dès 1776, dans un cas où la collection purulente intra-sinusale s'était fait jour au milieu de la paupière supérieure et par Schütz, en 1812, pour un empyème non fistulisé du sinus frontal gauche.

Panas et Guillemain se sont déclarés, en 1890, partisans d'une incision au grand angle de l'œil, immédiatement au-dessous du sourcil ; on tombe sur la voûte orbitaire qui, vu sa minceur, se laisse perforer avec facilité.

Jansen, en 1893, pour des considérations esthétiques, insiste sur l'importance qu'il y a à faire porter, si l'on peut, la résection sur la voûte seule sans attaquer le rebord orbitaire et, pour lui, on ne doit réséquer ce rebord que si les grandes dimensions du sinus rendent difficile son drainage.

Remarquons que la voûte, tout en étant, par le fait même de sa minceur, très facile à perforer, ne permet cependant pas de faire commodément le drainage fronto-orbitaire.

b). *Procédé frontal proprement dit.*

Le procédé franchement frontal, malgré des considérations d'esthétique, est préférable aux techniques fronto-orbitaires, car, tout en créant une ouverture aussi déclive qu'elles, il présente, en outre, l'avantage de la permettre plus large dans tous les cas, et même de la permettre, seul, chez les jeunes sujets et chez l'individu dont le sinus ne s'étend pas dans la voûte orbitaire.

Le sinus est attaqué par une incision courbe le long du 1/3 interne du bord orbitaire supérieur, dont l'échancrure sus-orbitaire marque la limite externe. Cette incision se prolonge d'un centimètre sur le bord correspondant de l'aile du nez.

La paroi antérieure est attaquée immédiatement en dehors de la ligne médiane et au-dessus de la racine du nez dans l'angle formé par une ligne horizontale réunissant les deux échancrures sus-orbitaires, et par une ligne verticale descendant sur la racine du nez (Rollet, Michel).

La perforation peut être faite soit avec un simple trépan à main, soit avec un trépan ordinaire, ou actionné par un moteur ou, mieux, encore avec la gouge et le maillet, qui seront maniés avec précautions afin d'éviter les fêlures, toujours faciles à produire si l'opérateur n'agit pas avec prudence.

Alors par la brèche ainsi pratiquée, des fongosités

du milieu desquelles s'échappe du pus crémeux font hernie de la cavité où elles étaient à l'étroit; parfois elles sont retenues par la muqueuse épaissie, lardacée, qui forme au sinus une seconde paroi. Quant les lésions sont aussi avancées, il faut alors agrandir l'orifice primitif à la pince coupante, pour évoluer à l'aise dans le curetage du sinus. Celui-ci est effectué d'abord avec une grosse curette de Volkmann, puis avec des curettes fines, les unes droites, les autres coudées, qu'on fait pénétrer jusqu'à la jonction des deux lames du frontal sur toute la périphérie du sinus où, d'habitude, les fongosités non atteintes sont le point de départ des récidives. Luc insiste tout spécialement sur le curetage du canal fronto-nasal. On ne doit pas craindre, dit-il, de s'ouvrir une voie à travers les cellules ethmoïdales antérieures jusque dans le méat moyen, les fongosités formant fréquemment une traînée ininterrompue jusque dans cette dernière région. » Ceci nous amène tout naturellement à parler du drainage.

En effet, une fois le sinus bien désinfecté et ses clapiers supprimés, il doit être drainé, soit par la plaie extérieure, soit au moyen du drainage fronto-nasal.

Le drainage extérieur se fait en introduisant, soit une mèche de gaze, soit un drain volumineux jusqu'au fond du sinus. Certains auteurs, notamment Lyder, Borthel et, récemment Photiadès préfèrent des drains d'argent munis de nombreux trous. Panas et Guillemain, qui les ont essayés, trouvent leur introduction difficile. « Ils ne peuvent, en effet, se mouler sur la courbure de l'os frontal, de plus leur extrémité rigide exerce une pression douloureuse sur la muqueuse du sinus ». Ce procédé aurait pourtant l'avantage, d'après Photiadès, de soumettre les parois de la cavité à une aération constante; par ce moyen la ventilation de la cavité est assurée, tout pansement est systématiquement évité, et le malade peut faire lui-même les lavages nécessaires à travers la canule. Il peut l'enlever pour la nettoyer, ce qu'il fait sans difficultés, ainsi que le remplacer, au bout de quelques jours (1).

Le drainage fronto-nasal est jugé préférable au drainage uniquement extérieur par la plupart des chirurgiens (Gayet, Panas, Moriez, Montaz) ; il doit être établi dès l'ouverture du sinus et non, comme le recommandent Polignacci et de Vincentis, après avoir attendu une dizaine de jours pour voir si les modifications de la muqueuse ne rétabliraient pas spontanément la perméabilité du canal ; c'est là une perte de temps tout à fait inutile.

Ce drainage a été mis à exécution pour la première fois par Ribéri qui faisait sauter avec la gouge et le maillet tout le système des cellules

(1) Photiadès apporte à l'appui de sa proposition deux cas des plus défavorables, autant par la profonde altération de la muqueuse et de la longue durée de la suppuration, que par la vaste étendue des cavités, conditions qui faisaient prévoir une suppuration interminable. L'effet, dans les deux cas, fut aussi immédiat que complet; l'auteur convient d'ailleurs, avec modestie, que deux cas ne suffisent pas pour juger de la valeur d'une méthode.

ethmoïdales antérieures et, plus tard, par Otto, Macnaughton, Peyrot, Kocher.

D'autres se sont servis d'un trocart analogue à celui de Chassaignac, sur lequel ils introduisaient le drain.

Les deux procédés sont susceptibles de produire sur le squelette des dégâts plus ou moins étendus (Panas et Guillemain), et Luc a observé une fracture de l'arcade orbitaire sur le cadavre.

La méthode a été, depuis, rendue plus pratique. Panas a fait construire un cathéter en acier quelque peu flexible à courbure plus que demi-circulaire, terminé en bouton et pourvu d'un chas à son extrémité. Rien n'est plus facile que de faire pénétrer, dans le canal fronto-nasal, la sonde qui ressort d'elle-même grâce à sa forte courbure ; un fil auquel est attaché le drain est alors passé dans le chas terminal de l'instrument lequel étant retiré entraine le drain. L'un des bouts de celui-ci sort par l'orifice de la trépanation, l'autre par la narine, et il suffit d'attacher les deux avec une anse de fil pour que le tube en caoutchouc ne se déplace plus. Il sert quotidiennement à pousser les injections antiseptiques et modificatrices de la muqueuse.

M. le professeur Gayet préfère l'emploi d'un simple ressort de montre boutonné à l'une de ses extrémités.

A cette méthode deux objections ont été faites :

1° La cicatrice en réalité peu apparente ;

2° La longueur de la cure qui peut durer des mois.

Malheureusement il en est de même avec la plupart des procédés mis en usage, ce qui tient, en réalité au défaut de rapprochement des parois osseuses.

Les objections tombent en partie devant les perfectionnements apportés à l'exécution opératoire par Luc.

Suture immédiate de la plaie frontale

La plupart des chirurgiens se contentent de suturer en partie la plaie cutanée et laissent passer par la plaie l'extrémité du drain, par laquelle on fait des lavages jusqu'au moment où la suppuration est tarie. Le fait de suturer presque totalement la plaie, et de ne laisser à l'extérieur qu'un fil servant à maintenir l'extrémité supérieure du drain dans le sinus comme l'a pratiqué, un des premiers, M. le professeur Gayet, réalisait un grand pas du côté du progrès.

Luc a encore évolué dans l'exécution de cette méthode. N'ayant d'abord osé refermer la plaie frontale que graduellement, il se risqua à la réunir primitivement dans un cas de suppuration aiguë et, finalement, encouragé par le succès, il appliqua tout aussi heureusement le même procédé aux cas les plus invétérés. Et, pour éviter l'ennui des fils appliqués au moyen de collodion sur la peau, il se sert de drains pourvus d'une extrémité évasée, analogues aux sondes destinées à être laissées à demeure. Pour l'introduction de ce drain, il se sert soit du stylet de Panas, soit de son modèle personnel; un long et fort fil de soie est alors fixé à la rainure du stylet, lequel, retiré de bas en haut entraîne le fil par la plaie, le bout supérieur détaché du stylet est alors fixé à l'extrémité mince du drain ; le fil tiré de haut en bas l'engage dans la plaie et on arrête le mouvement quand on voit son extrémité évasée logée dans le sinus à l'entrée du canal. On peut à la rigueur terminer par une suture intra-dermique qui aura l'avantage de donner une cicatrice plus linéaire, invisible dans le sourcil.

Il convient d'ajouter, ainsi que Luc s'est plû à le reconnaître, que le même procédé avait été imaginé par Ogston d'Aberdeen (1884) ; le travail dû à cet auteur, et dont Luc ignorait l'existence, contenait les grandes lignes de sa méthode opératoire : ouverture de la paroi antérieure du sinus, curettage et cautérisation de ses parois avec le chlorure de zinc, installation d'un drain dans le sinus et la fosse nasale, fermeture immédiate de la plaie, ablation du drain au bout de huit jours.

Quant à la durée de la cure, elle est due en partie au défaut de rapprochement des parois osseuses. Aussi Panas se demandait-il s'il ne vaut pas mieux, s'inspirant de l'opération d'Estlander pour l'empyème thoracique, retrancher d'emblée à la gouge et au maillet toute la paroi antérieure, quitte à produire un enfoncement disgracieux ; c'est ce que fit Kalt, son élève, dans un cas où la guérison fut, dès lors, rapide. En effet, de même que la première intervention guérit la pleurésie purulente en permettant à la paroi thoracique, assouplie par la résection des côtes, de venir au contact du poumon rétracté et d'effacer la cavité pleurale, de même, en abattant toute la paroi osseuse antérieure du sinus frontal, on permet aux parties molles de venir s'appliquer sur la paroi postérieure, on supprime définitivement le sinus frontal et, par suite, les sinusites frontales de récidive (Panas, Kuhnt, Luc).

Nélaton avait déjà exprimé cette idée et, à la résection de la paroi antérieure, il aurait voulu adjoindre celle de la paroi inférieure.

Certains auteurs ont apporté à la méthode de Luc des modifications de détail que nous ne ferons que signaler.

C'est ainsi que Tilley, tout en préconisant la voie frontale, propose, dans tous les cas, une incision verticale médiane ; mais tous n'admettent pas, avec lui, que la cicatrice produite par cette incision soit moins visible que celle due à l'ouverture au-dessus de l'angle interne de l'œil.

Mayo Collier, admettant en principe la méthode de Luc, mais partant de ce fait que, dans beaucoup de cas, on ne peut être certain du côté où siège la suppuration, préfère également une incision verticale sur la ligne médiane, montant à quatre centimètres et demi au-dessus de la racine du nez ; puis il se sert d'une tréphine avec laquelle on peut ponctionner à droite et à gauche de la ligne médiane.

Luc, frappé de la fréquence de la bilatéralité des lésions et pour pouvoir reséquer à l'aise toute la paroi antérieure du sinus, adopte, dans certains cas, l'incision de ce chirurgien, en la combinant dans d'autres avec la sienne.

Tilley, dans un cas de sinusite fronto-maxillaire

bilatérale traitée, avec succès, tamponna les deux sinus frontaux et ce n'est que cinq jours plus tard qu'il supprima le tamponnement et sutura les bords de la plaie frontale après les avoir avivés.

Botey ferme sans crainte l'orifice cutané après ouverture, désinfection du sinus et élargissement du canal naso-frontal ; d'après lui, l'issue du pus à travers ce dernier n'exige même pas de drain (1).

Bien que nous ayons déjà décrit çà et là la méthode de Luc, nous en donnons une description d'ensemble la donnant ainsi comme méthode de choix à la suite des divers procédés décrits.

(1) Nous sommes obligé, pour compléter cette étude des procédés de traitement, de mentionner que certains ont attribué une heureuse influence au passage de l'ozone dans le sinus frontal. Cette méthode, qui n'a d'ailleurs trait qu'à un temps de l'intervention, est trop nouvelle pour que nous puissions la juger ; il en est de même de la méthode électro-chimique de Spies qui aurait donné des résultats encourageants à son auteur.

Un tube de caoutchouc vulcanisé, introduit dans le sinus malade, par une voie naturelle ou artificielle, sert de conducteur d'une part à la solution de chlorure de sodium dont on remplit le sinus, d'autre part au fil conducteur de l'un des pôles du courant galvanique ; l'autre pôle est conduit aux parois du sinus par une électrode appliquée à distance sur la peau du patient. L'électrode plongée dans le liquide étant en cuivre et recevant le pôle positif, il se produit une électrolyse du liquide avec formation de chlorure de cuivre à l'état naissant qui tend à pénétrer dans les parois. Il faudrait également considérer le pouvoir microbicide direct du pôle positif, de sorte qu'il est utile de renverser le courant pour faire agir pendant un certain temps ce pôle sur les parois.

L'intensité du courant est graduellement élevée jusqu'à dix ou quinze milli-ampères ; la durée de chaque séance est de dix minutes et elles sont répétées tous les huit ou quinze jours.

C. — *Méthode de Luc.*

La région opératoire est soigneusement lavée, antiseptisée, et la moitié interne du sourcil rasée ; le malade est anesthésié à fond. Une incision courbe est alors pratiquée le long du tiers interne du bord orbitaire supérieur et prolongée d'un centimètre sur le bord correspondant de la racine du nez.

L'incision est poussée jusqu'à l'os ; les branches artérielles qui donnent du sang sont pincées et liées ; l'hémorrhagie est, d'ailleurs, le plus souvent insignifiante.

Le périoste et les parties molles sont alors refoulés en haut vers le front, en bas vers l'œil, et les deux lèvres de la plaie maintenues distantes au moyen de deux bons écarteurs.

La paroi antérieure du sinus est attaquée immédiatement en dehors de la ligne médiane et au-dessus de la racine du nez. Luc a adopté pour ce temps opératoire la couronne dentée mue par l'électricité ; en évitant de pousser le perforateur avec trop de force, on ne court aucun risque de léser la paroi profonde ; on a bientôt la sensation que la couronne tourne dans le vide après avoir traversé toute l'épaisseur osseuse. La gouge et le maillet peuvent être également employés.

Par la brèche ainsi faite à l'os, on distingue soit le périoste fermant encore le sinus, soit encore des fongosités faisant hernie hors de la cavité où elles étaient à l'étroit et du milieu desquelles s'échappe du pus d'aspect crémeux

Souvent on se trouve en présence d'une membrane gris rougeâtre qui est la muqueuse sinusale épaissie, mais qui pourrait bien être également la dure-mère si le sinus manquait. Cependant, la dure-mère est plus pâle, possède des battements et fait hernie tandis que la muqueuse, plus molle, se laisse aisément déprimer au contact, elle est rarement aussi pulsatile.

On introduit dans le sinus un stylet flexible coudé pour s'orienter; d'abord, il importe de savoir si on est bien entré dans le sinus du côté malade, car, en raison de la fréquence des malformations de la cloison inter-sinusale qui, rarement, se trouve sur la ligne médiane, on pourrait avoir pénétré dans le sinus sain. Ensuite, il faut apprécier exactement l'étendue du sinus malade et explorer tous les prolongements parfois étendus qu'il peut présenter,

Si la cavité renferme des fongosités, l'ouverture circulaire de un centimètre de diamètre paraît insuffisante pour un bon curettage; aussi est-il d'avis d'agrandir largement cette première ouverture au moyen de la pince coupante de Lüer. On peut alors procéder à un curettage à fond du sinus, en se servant d'abord d'une grosse curette de Volkmann; on utilise ensuite une curette plus fine qu'on fait pénétrer jusqu'à la jonction des deux lames du frontal sur toute la périphérie de la cavité. C'est là, en effet, qu'il est le plus à craindre que des fongosités non atteintes soient le point de départ de récidives ultérieures.

Le curettage doit également être poursuivi avec une insistance toute spéciale dans le canal fronto-nasal et l'on ne doit pas craindre de s'ouvrir une voie à travers les cellules ethmoïdales antérieures jusque dans le méat moyen, les fongosités formant fréquemment une traînée ininterrompue jusqu'à cette dernière région.

Pour établir le drainage fronto-nasal, si l'on fait sauter une portion du plancher orbitaire avec la gouge, il faut aller avec précaution et n'enlever le tissu osseux que par petits copeaux. D'ailleurs la communication se fait aisément soit à l'aide d'une cuiller tranchante, d'une curette effilée, soit avec un forêt à main, soit même avec une sonde cannelée un peu forte.

Puis toute la surface interne du sinus est badigeonnée au moyen d'un tampon de ouate monté sur stylet et imprégné d'une solution de chlorure de zinc à 1/10. On aura soin d'étendre le badigeonnage au canal frontal et aux cellules ethmoïdales ouvertes et on se servira d'abord d'un tampon assez gros, puis d'un plus petit pour atteindre l'angle de jonction des lames du frontal, mais après les avoir bien exprimés, de crainte que le chlorure de zinc en excès ne provoque le sphacèle de l'os.

Le drain est alors placé de la manière que nous avons décrite plus haut, on en coupe exactement la longueur dépassant inférieurement la narine, et la plaie est suturée dans toute son étendue.

Après l'opération, un pansement iodoformé et compressif est fait et on le laisse en place une semaine, s'il n'y a pas d'élévation thermique ; le plus souvent, au bout de ce laps de temps, la plaie est réunie par première intention et on enlève les fils ; dès lors le malade peut reprendre ses occupations.

Luc avait cru devoir, à l'origine, pendant les semaines qui suivaient l'opération, pratiquer des lavages antiseptiques par le drain ; peu à peu il a abrégé la durée et diminué le nombre des irrigations, pour les faire uniquement les trois premiers jours avec une solution tiède de sublimé à 1/2000 ; il les juge actuellement inutiles, d'autant plus qu'elles peuvent faire céder la suture, et il leur substitue pendant quelques jours des injections d'éther iodoformé faites avec une seringue de Pravaz, qui répand le liquide dans le sinus sous forme d'une pluie fine ; il se demande même encore s'il ne faut pas se contenter de saupoudrer d'iodoforme le sinus, avant l'occlusion de la plaie, en supprimant dès lors toute injection par le drain.

L'époque de l'ablation du drain est assez difficile à fixer ; comme elle est définitive, il est impossible de le remettre en place, aussi ne doit-on l'enlever que quand l'écoulement purulent est devenu insignifiant. Ogston l'avait laissé en place 8 jours ; Luc dans ses deux premiers cas, 9 et 18 jours ; tout en reconnaissant qu'il faut, avant tout, se baser sur l'état des lésions et l'abondance de l'écoulement purulent, il l'enlève maintenant le 5e ou le 6e jour après l'opération, en priant seulement le malade de se moucher avec précaution, pour éviter l'emphysème consécutif et surtout pour supprimer toute cause d'infection nasale de se produire à une époque si rapprochée de l'opération radicale.

Après l'ablation du drain, la rhinoscopie montre, à la place du sinus, une cavité blanc rosée, sèche, exempte de pus et de fongosités ; au besoin l'on peut agir par l'orifice de communication, si l'on craint une récidive, avec la curette, des cautérisations, ou en insufflant des poudres antiseptiques.

Critique des diverses méthodes

Si l'on part de ce principe que, dans les sinusites fongueuses, on ne cherche pas seulement à créer une voie aussi large que possible à l'écoulement, mais aussi à modifier la muqueuse en supprimant les causes de la suppuration, le cathétérisme paraît condamné d'avance; la disposition irrégulière de la cavité à nettoyer, l'étroitesse de l'orifice de communication, l'absence de contre-ouverture, le peu d'action des injections modificatrices (Garel), tout ceci, joint aux accidents possibles et à l'incertitude de la pénétration de la sonde, est peu en sa faveur. D'autre part, les faits analogues au cas de Lichtwitz, où une suppuration, vieille de 24 ans, guérit par le cathétérisme et les lavages, sont, en vérité, trop peu nombreux pour que l'on puisse tabler sur eux. Aussi ne pouvons-nous nous en déclarer partisan, ni même accepter le conseil de faire précéder toute autre tentative opératoire du lavage simple du sinus, à condition, toutefois, que ce lavage puisse être pratiqué sans trop de difficultés, et sans exiger de délabrement préalable.

Puisqu'il ne s'agit pas seulement, en pareil cas, de

favoriser l'écoulement du pus, mais d'en supprimer la source, il faut, pour cela, détruire les fongosités; or, à voir les difficultés que l'on éprouve à curetter la totalité des fongosités accumulées dans un sinus suppurant depuis longtemps, même après ouverture large de la paroi antérieure, on peut se douter des chances de récidive à la suite d'un curettage incomplet, sinon à peu près nul.

Quant à la question de l'agent microbien, elle n'a qu'une très minime importance et la bactériologie des sinusites demande à être plus connue avant qu'on puisse réserver le cathétérisme aux formes à pneumocoques, laissant la trépanation aux formes à staphylocoques et streptocoques comme l'ont conseillé quelques-uns. Voici d'ailleurs une des conclusions de Moure.

« Grâce à l'habileté du médecin et à la patience du malade, on peut arriver à guérir certains empyèmes des sinus frontaux par le lavage direct; mais si l'on se rappelle l'inefficacité absolue de ce mode de traitement dans bon nombre de sinusites maxillaires que nous avons le moyen de drainer plus facilement, plus directement et plus complètement, on comprendra combien doit être dérisoire, dans les formes réellement fongueuses, ce traitement endonasal qui, pratiqué d'une manière un peu trop brutale, peut avoir des inconvénients » (Moure).

Autre argument : Si l'on s'obstine à prolonger outre mesure les tentatives de guérison par la méthode des lavages en face d'empyèmes frontaux tant soit peu anciens et, par conséquent, accompagnés de fongosités et réclamant impérieusement l'ouverture large et le curetage, on risque de ne plus pouvoir intervenir radicalement qu'en face d'une paupière supérieure envahie avec commencement de mortification des téguments.

Quant au choix entre la voie frontale et la voie orbitaire les événements se sont montrés favorables à la première.

Jansen préconise comme procédé de choix la voie orbitaire ; il enlève toute cette paroi orbitaire jusqu'à la racine du nez. Il ressort pourtant de ses observations et des explications qu'il donne, que, pendant le traitement post-opératoire, on se voit souvent forcé de recourir à de nouveaux curetages, spécialement des parties supérieures éloignées du point de l'intervention et aussi des parties postérieures. Très souvent aussi, on se voit obligé d'enlever plus tard des fragments de la paroi frontale, des fistules se forment à répétition, amenant des cicatrices déformantes. Lermoyez remarque, à juste titre, que l'effondrement du plancher du sinus laisse après lui une cicatrice disgracieuse ; il persiste au-dessus de l'œil un trou profond qui donne l'impression d'une orbite de tête de mort. Aussi dénonce-t-il l'ouverture de la paroi orbitaire comme mauvaise, indiquée seulement si un abcès ou une fistule orbitaires imposent aux chirurgiens cette voie. Et, si cette voie peut vraiment s'imposer, elle ne peut l'être qu'exceptionnellement.

Relativement à la voie frontale, nous désirons insister sur l'importance du drainage fronto-nasal. La nécessité, après trépanation frontale, d'un drainage fronto-nasal est de toute évidence, de même que les contre-ouvertures de la chirurgie des membres. Le drainage simple par la voie frontale est, à lui seul, insuffisant, le drain n'étant pas exactement au point déclive. C'est d'ailleurs en partie pour ce motif que l'ancien procédé orbitaire classique des ophtalmologistes laisse à sa suite une fistule. Certainement on voit des cas, et nombreux sont les chirurgiens qui pourraient en tirer de leurs statistiques, où même de vieilles suppurations ont guéri par la simple trépanation par voie orbitaire ou frontale simple. Mais, dans ces cas, le canal naso-frontal était libre. Et les cas comme celui de Margarucci sont instructifs à cet égard ; dans une suppuration vieille de trois ans, où la trépanation simple avait été à plusieurs reprises pratiquée sans succès, la guérison fut rapidement obtenue par le drainage fronto-nasal. Le malade, revu longtemps après n'avait pas eu de récidive.

D'ailleurs il est actuellement admis que les cellules fronto-ethmoïdales logées entre le sinus frontal et l'ethmoïde de chaque côte, ne communiquant pas avec ces régions à l'état normal, participent presque toujours à la suppuration du sinus frontal, et c'est ainsi que s'expliquerait parfois la résistance de la suppuration au traitement dirigé contre le sinus seul. Il faut donc, dans tous les cas d'empyème chronique, ouvrir ces cellules et faire largement communiquer le sinus frontal avec le nez. Aussi, avec Lermoyez, dirons-nous que des deux indications qui dirigent le traitement de la sinusite frontale, la première, capitale, doit avoir pour but de rétablir la pérméabilité du canal naso-frontal.

Enfin — et c'est encore là un point qui a son importance — l'existence d'une large communication avec le nez permet de surveiller pas à pas la guérison des lésions et, au besoin, d'intervenir pour la parfaire.

On peut dire, sans être taxé d'exagération, que l'opération d'Ogston, remise en pratique par Luc « auquel revient certainement l'honneur d'avoir mis en valeur cette méthode, et de l'avoir fait accepter par ses confrères », a toujours donné de bons résultats à ceux qui l'ont employée (Luc, Furet, Moure, Ortéga, Myles, Harris, Garel, Lannois, Rochet). Ceux qui ont opéré des malades par les anciens procédés et qui ont vu la lenteur avec laquelle s'est faite la guérison, ainsi que les déformations extérieures qui en étaient la conséquence, comprendront, lorsqu'ils en auront fait usage, les avantages de cette nouvelle méthode où la guérison survient au bout d'un mois et où les malades ne présentent aucune cicatrice apparente.

Luc, après avoir publié les cas heureux de la première heure, s'est attaché depuis à mettre en lumière les insuccès et les accidents qu'il a observés, en en recherchant la cause immédiate; il a établi, d'ailleurs sans peine, qu'ils doivent être mis sur le compte d'une mauvaise exécution de la méthode et non sur celui de cette méthode même.

Pour lui, la condition *sine qua non* de la réussite,

c'est là désinfection complète et le curetage radical du foyer de suppuration.

L'inexécution de ce temps opératoire est la cause des insuccès, la plaie ne se réunissant pas, ou se rouvrant après s'être fermée, ou la suppuration nasale continuant après occlusion de la plaie. C'est encore là la source des complications intra-crâniennes résultant d'une sorte de coup de fouet donné par l'intervention incomplète. Les observations I et IV du second mémoire de Luc en sont une preuve. Dans la première, les fongosités sinusiennes avaient été incomplètement curettées ; dans la deuxième, un prolongement orbitaire des masses fongueuses était resté inaperçu. Les dimensions exceptionnelles du sinus créent à l'opérateur de grandes difficultés ; le cas II avait nécessité déjà trois interventions et ne céda qu'à la résection totale de la lame frontale antérieure jusqu'au 1/3 supérieur du frontal et latéralement jusqu'aux fosses temporales. Dans les formes rebelles, Luc conseille même d'entamer avec la gouge la table antérieure du frontal au-delà des limites du sinus, pour que la paroi crânienne se continue en pente douce avec la table interne.

En outre, pour peu que l'intégrité du sinus opposé soit suspecte, il faut l'examiner au cours de l'opération ; il suffit, pour cela, d'étendre la résection de la table antérieure du frontal jusqu'au voisinage de la ligne médiane, et, si la cloison inter-sinusienne fait défaut, on voit les fongosités s'étendre d'un sinus à l'autre ; parfois, quand elle est intacte, sa minceur permet d'apercevoir, par transparence, le pus accumulé dans le sinus non ouvert. Frappé d'ailleurs de plus en plus de la fréquence de la bilatéralité de l'empyème, Luc a une tendance à substituer, dans les cas douteux, à l'incision sourcilière préconisée par lui, l'incision verticale médiane de Mayo-Collier.

Luc reccommande encore d'enlever avec soin les fongosités qui encombrent le canal fronto-nasal et son embouchure dans le méat moyen; on exécute ainsi un véritable ramonage de ce conduit pour en élargir le calibre, de telle sorte que, l'opération terminée et les drains retirés, les sinus restent d'un accès facile par la voie nasale, et l'on peut dès lors, en cas de persistance de la suppuration, pratiquer par cette voie des lavages et des cautérisations complémentaires.

Les deux principaux griefs qu'on ait fait valoir contre cette méthode sont la défiguration consécutive et les dangers de l'érysipèle. Ce double reproche, justifié pour les cas où l'on tarde à refermer la plaie opératoire, cesse d'avoir sa raison d'être à l'égard de la méthode de Luc; la plus grande partie de la cicatrice se trouve ultérieurement dissimulée, après repousse du sourcil, et pour peu que l'on ait apporté quelque soin à l'affrontement des lambeaux, le prolongement de la cicatrice sur le côté de la racine nasale est à peine apparent; on peut encore tenter la suture intra-dermique.

Quant à l'érysipèle, la plaie, se trouvant cicatrisée au bout de 4 ou 5 jours, s'y trouve beaucoup moins exposée, avantage que Panas reconnait sur l'ancienne méthode.

CHAPITRE IV

Traitement des formes fistuleuses

Les formes fistuleuses, en général, et les sinusites d'origine osseuse, qui s'accompagnent également de la formation d'un trajet fistuleux ouvert au niveau du front, de la queue du sourcil ou de l'angle interne relèvent d'un traitement chirurgical qui ne diffère pas dans ses grandes lignes de celui des formes fongueuses. L'accord est à peu près unanime, et en présence d'un abcès ou d'une fistule orbitaire consécutive à une sinusite frontale, il ne faut pas s'attarder aux demi-mesures, comme le curetage du trajet fistuleux ou aux injections de substances modificatrices; il n'y a que l'ouverture large qui donne aux malades toutes chances de guérison; attendre c'est peut-être donner au pus le temps de pénétrer dans le crâne.

Pour Moure, l'incision cutanée doit porter sur le trajet fistuleux, et ce dernier doit être curetté afin de permettre une réunion par première intention. C'est le résultat qu'obtint Luc dans un cas où les deux sinus avaient été opérés plusieurs fois sans succès, faute d'un curetage suffisant, et où la plaie non suturée était restée longtemps fistuleuse; il pratiqua un avivement général de la plaie en réséquant toutes les parties cicatricielles et fongueuses des téguments, et effectua la suture totale. Il obtint dans ces conditions défavorables une réunion primitive complète, sauf en un point limité qui se combla d'ailleurs ultérieurement. Ce résultat établit bien que le fait de l'existence d'une fistule cutanée frontale ne saurait contre-indiquer la méthode opératoire de Luc et que, même dans ces circonstances, la réunion par première intention peut être obtenue, pourvu que les parties infectées de la peau soit au préalable abrasées.

Récemment Panas s'est déclaré fervent partisan de la méthode de Luc après l'avoir appliquée avec succès sur plusieurs de ses malades atteints de sinusite avec envahissement de l'orbite.

Toutefois, il est à noter que, dans ces cas, le sinus est très petit ou même n'existe pas (Luc, Moure), malgré un trajet fistuleux se dirigeant vers la cavité frontale. Dans un cas de Moure, ce fut sur les méninges que la trépanation fut pratiquée; il convient donc là, plus que jamais, d'opérer avec précautions et aseptiquement.

CHAPITRE V

A. — Traitement des sinusites frontales doubles.

Quand les deux sinus sont infectés, si l'on se borne à intervenir d'un seul côté, on risque de voir survenir plus tard une récidive due à la réinfection par la cavité non opérée. Certains chirurgiens pensent que par une seule trépanation, quand il existe un orifice de communication entre les deux sinus, la guérison peut s'obtenir par le passage des lavages d'une cavité dans l'autre. Pour eux également, si la cloison qui sépare les deux sinus est imperforée, rien n'est plus facile que de la défoncer du côté le plus malade vers celui qui l'est le moins, un simple trocart peut suffir pour cela.

Montaz avait déjà conseillé de trépaner sur la ligne médiane afin de s'assurer si un seul sinus est atteint, ou si les deux à la fois sont affectés de suppuration.

Nous avons vu que, dans ce cas, Luc est éclectique ; Mourç, d'autre part, préfère une incision distincte sur chaque sourcil.

B. Technique permettant d'ouvrir par une seule incision les cavités frontale, ethmoïdale et sphénoïdale.

Le traitement qui vise à tarir la suppuration nasale doit tenir compte de la coexistence d'une sinusite maxillaire ou sphénoïdale.

Et de même que souvent une suppuration ancienne du sinus maxillaire, rebelle aux moyens ordinaires, cesse dès le curetage du sinus frontal, de même l'intervention du côté du sinus maxillaire a une heureuse influence sur le traitement d'une sinusite frontale ; il y a toutefois cette différence que souvent l'antre d'Highmore joue uniquement le rôle de réservoir recueillant le pus qui y est déversé par le canal naso-frontal. D'où justification de la règle proposée par Hajek et d'autres, d'insister sur l'exploration du sinus maxillaire, dans tous les cas, avant d'intervenir chirurgicalement sur le sinus frontal.

Souvent aussi il y a participation des cellules ethmoïdales antérieures au processus suppuratif, et alors la trépanation du sinus frontal est insuffisante et vouée à un insuccès certain (Jansen) ; elle doit être complétée par le curetage des cellules ethmoïdales par la même voie et l'établissement d'une large communication entre le système ethmoïdo-frontal et les fosses nasales.

Aussi Chipault, partant de ce principe que bien souvent le chapelet d'annexes pneumatiques doublant la voûte naso-pharyngienne d'avant en arrière est totalement infecté, a cherché un procédé qui permit d'ouvrir toutes ces cavités en une seule séance opératoire. Or, la voie orbitaire permettant, d'une part, d'ouvrir le sinus frontal, d'autre part, en agrandissant l'incision à la partie inférieure de pénétrer dans les cellules ethmoïdales et, par leur intermédiaire, dans le sinus sphénoïdal (Knapp, Jansen), le procédé d'ouverture fronto-ethmoïdo-sphénoïdal lui a paru tout indiqué.

Par une incision courbe, longeant le tiers interne du rebord orbitaire depuis le trou sus-orbitaire, jusqu'au sous-orbitaire, on ira d'emblée jusqu'à l'os. Le périoste sera décollé d'avant en arrière, à l'aide d'une rugine, sans léser la poulie du grand oblique ; le contenu orbitaire ainsi protégé par sa gaine périostée sera attiré en bas et en dehors, à l'aide d'un écarteur. D'un coup de gouge à l'angle supéro-interne de l'orbite, en empiétant au besoin sur le rebord orbitaire et sur le front, le sinus frontal sera largement ouvert. On creusera ensuite un fossé dans la très mince paroi interne de l'orbite, que l'on prolongera en arrière et en bas, de manière à mettre à jour les cellules ethmoïdales par lesquelles on arrivera jusqu'à la cavité du sinus sphénoïdal en se dirigeant directement d'avant en arrière.

Désinfection, ablation de la muqueuse, etc.

« Le traitement ultérieur variera nécessairement suivant les cas et dans quelques mucocèles ou empyèmes simples où l'on pourra faire largement communiquer l'une avec l'autre les cavités ouvertes, il se réduira peut-être au rétablissement du canal fronto-nasal, avec fermeture immédiate et complète de la plaie chirurgicale et suture du périoste incisé. » (Chipault).

CHAPITRE VI

Traitement des lésions intra-crâniennes consécutives aux lésions infectieuses des sinus frontaux.

Le nettoyage parfait de la paroi postérieure du sinus et l'attaque des lésions y siégeant est d'autant plus indiqué que ces lésions peuvent provoquer des complications intra-crâniennes dont quelques-unes échappent entièrement à l'intervention chirurgicale.

Ces complications semblent plus fréquemment ou du moins mieux observées qu'autrefois. En 1890, Panas (*Arch. d'opht*) disait encore : « A part des douleurs de tête ressenties par le malade, nous n'avons jamais observé jusqu'ici rien qui puisse faire craindre la propagation du mal du côté de la paroi crânienne du sinus, chose qui mérite d'être mise en opposition avec ce qui se passe dans la suppuration des cellules mastoïdiennes où la méningite de voisinage n'est que trop à craindre. »

Actuellement, ces complications, mieux connues,

paraissent plus fréquentes ; elles sont, le plus souvent, spontanées, mais il est bon de rappeler que, si traiter les sinusites équivaut à la meilleure prophylaxie de leurs complications, parfois c'est à l'occasion d'une intervention sur le sinus que des accidents cérébraux graves se sont déclarés. Ceci est encore en faveur des méthodes qui assurent l'issue la plus large possible vers l'extérieur aux produits inflammatoires des sinusites.

« Le nombre des complications méningées ou encéphaliques d'origine sinusienne doit être certainement plus considérable qu'on ne le pense en général ; je ne serais même pas étonné que bon nombre de malades morts de soi-disant méningite tuberculeuse, dont à l'autopsie on n'examinait que l'intérieur du crâne, ne soient en réalité des sujets porteurs de sinusites anciennes ayant servi de point de départ à l'infection endo-crânienne. » Moure.

Rafin, adoptant la classification des complications cérébrales des otites, de Broca et Maubrac, les divise en trois catégories :

a. Les abcès ;
b. Les méningites ;
c. Les phlébites.

auxquelles il ajoute une 4e classe, les *formes mixtes*.

La phlébite du sinus longitudinal supérieur serait relativement facile à diagnostiquer en raison des troubles de la circulation veineuse de la région orbitaire.

Pour la méningite, on ne peut guère se fonder que

sur l'évolution, le début brusque, l'allure aiguë, l'hyperthermie intense, l'irrégularité du pouls et de la respiration, cette dernière prenant volontiers le type de Cheyne-Stokes; mais ces mêmes symptômes peuvent également se rencontrer au cours d'un abcès cérébral, pour lequel les symptômes périphériques seraient d'une valeur considérable s'ils existaient toujours.

D'autre part, dans ces cas le temps presse, aussi convient-il d'intervenir dès que l'on a des raisons suffisantes pour admettre une complication cérébrale de quelque nature qu'elle soit.

Ordinairement, ces diverses complications sont précédées de la formation d'une collection extra-durale limitée, consécutive à la nécrose ou à la perforation de la paroi postérieure du sinus.

L'ouverture large de la paroi postérieure, l'ablation des parties nécrosées pour mettre à nu la cavité suppurante dans toute son étendue, permettent seules de la désinfecter et de la drainer.

Mais faute d'une intervention, la dure-mère s'altère à son tour, se laisse détruire par la suppuration ; une arachnoïdite suppurée généralisée enlève le malade (Rickler, Schütz, Mac-Ewen), ou bien les lésions infectieuses intra-durales se localisent et aboutissent à la formation d'un abcès du cerveau, soit contigu, soit dans le lobe frontal, soit à distance; Pearson et Broadbent ont vu la marche se compliquer d'une thrombose du sinus longitudinal supérieur.

I. — Abcès du cerveau

Comme les autres complications, ils font l'objet d'une étude détaillée dans les monographies de Dreyfuss et Hermann Kühnt. Aux cas rapportés par eux, et appartenant à Celliez, Bousquet, Knapp, Sillar, Redtenbacker, Schnidler, Grünwald, il faut ajouter ceux de Luc, Jaboulay, Botey et de Goris. Ces abcès sont soit intra-dure-mériens, soit intra-cérébraux.

Ils se produisent par infection de contiguïté dans le lobe frontal — par exemple dans le cas de Schnidler, il y avait communication par un trajet fistuleux avec la collection extra-durale — ou par infection de continuité à distance, par conséquent, plus profondément dans le lobe frontal ou même dans le lobe temporal. Dans ces cas, la résection de la paroi postérieure du sinus ne permet pas de découvrir d'emblée la lésion cérébrale.

La durée d'évolution de l'abcès est, en général, très rapide et demande une intervention prompte. Pourtant dans l'observation de Rafin, l'affection évolua très lentement ; chez le malade de Redtenbacker, la survie atteint près de trois mois; chez celui de Schnidler, 28 jours; en revanche le malade de Bousquet est mort en trois jours, ainsi que celui de Sillard ; celui de Knapp en neuf jours, celui de Luc en quatorze jours ; celui de Jaboulay et Plauchu, en vingt-quatre heures.

Il ne saurait y avoir sur ce sujet, contrairement aux abcès d'origine otique, de discussion pour la voie à suivre. C'est après ouverture large de la paroi postérieure, par la résection de la paroi postérieure du sinus qui, parfois, présente une lacune qu'il est facile d'agrandir avec la pince coupante et la gouge, qu'on arrivera le plus aisément sur l'abcès.

La technique à suivre a été bien réglée récemment par Luc. Se basant sur ce qu'il est impossible de savoir à l'avance à quelle profondeur le foyer sera rencontré, des symptômes identiques pouvant être produits aussi bien par une méningite initiale que par un abcès encéphalique profond ou tout simplement par un épanchement de pus à la surface de la dure-mère, il propose de prendre comme étapes successives, dans cette marche vers la profondeur, à la recherche du pus : 1° l'espace sous-dural ; 2° la cavité arachnoïdienne ; 3° le parenchyme cérébral. On ne devra « franchir une de ces étapes que dans le cas où l'on n'y a pas trouvé le pus recherché ». Quand on le trouve, on doit l'évacuer et en assurer le drainage ultérieur, et il n'est indiqué d'aller plus profondément que si après un intervalle d'au moins vingt-quatre heures, les accidents persistent et s'aggravent.

Certains faits semblent condamner la pratique proposée par quelques chirurgiens étrangers, consistant, dans le doute entre l'existence d'une méningite et celle d'un abcès cérébral, à ponctionner le cerveau à travers la dure-mère intacte. Cette manœuvre a pour conséquence, en cas de méningite, d'infecter le cerveau et de laisser ignorer la méningite ; d'autre part, dans le cas d'abcès cérébral, le pus aura plus de chances de se diffuser sous la dure-mère intacte et d'infecter la pie-mère.

La suppuration encéphalique a déjà par elle-même assez de tendance à diffuser dans la substance nerveuse diffluente, où elle ne rencontre aucune barrière, pour qu'on prenne à ce point de vue le maximum de précautions. C'est également pour ce motif que Luc et tant d'autres rejettent les lavages. Luc fait sa ponction au bistouri, le laisse en place et se sert de lui comme d'un guide, pour glisser le long d'une de ses faces et lui substituer le couteau fin d'un thermocautère porté au rouge sombre, qui pratique dans le tissu cérébral une ouverture ayant l'avantage de rester béante et d'être facilement retrouvée dans les manœuvres du drainage. « A travers l'ouverture faite crucialement et dans une étendue suffisante, on introduira doucement le petit doigt, afin d'être fixé dès le début sur la forme, la direction et les dimensions de la cavité. »

Cette exploration digitale de l'abcès pourrait paraître audacieuse à bien des chirurgiens; la méthode adoptée par M. Jaboulay est d'ailleurs plus prudente. M. Jaboulay n'attache pas autant d'importance que Luc à l'incision de la dure-mère; d'après lui, une fois le crâne ouvert, on ne doit se laisser arrêter, ni par l'existence des battements du cerveau (leur absence étant un signe très inconstant), ni par l'absence de méningite, ni par l'intégrité de la substance cérébrale en contact avec le foyer d'ostéite, l'abcès siégeant le plus souvent dans la profondeur et à distance, séparé des lésions osseuses par une lame généralement épaisse de substance cérébrale.

Pour avoir toute chance de succès dans l'exploration, il faut choisir au lieu d'une aiguille fine qui se laisserait oblitérer, un trocart de moyen volume et ne pas se laisser décourager par l'insuccès des premières ponctions, le cerveau supportant bien ces traumatismes.

Enfin, il faut drainer le plus largement et le plus longtemps possible, point qui constitue une des plus grosses difficultés du traitement de l'abcès encéphalique en général. Dans son cas particulier, M. Jaboulay, après succès de la troisième ponction, incisa la poche de l'abcès avec le bistouri, en se guidant sur le trocart et plaça dans le trajet un drain de trois millimètres de diamètre et de huit centimètres de long ; le malade qui était resté pendant toute la première partie de l'intervention dans un coma absolu réagit un peu après l'évacuation.

Dans un cas de Luc, les deux lobes frontaux furent mis à découvert, et celui du côté droit s'étant montré plus turgescent que l'autre après incision de la dure-mère, la ponction du premier coup fit découvrir, à la profondeur de trois centimètres, l'abcès soupçonné.

Dans les deux seuls cas suivis de guérison qui soient connus, celle-ci a été obtenue grâce à l'intervention ; six cas terminés par la mort n'ont pas été opérés ; enfin, les trois autres opérés sont morts. « Nous restons donc avec cinq interventions et deux guérisons, proportion qui s'accroîtra certainement dans l'avenir, à la faveur d'un diagnostic plus précis et plus hâtif, et par suite d'interventions plus complètes et plus rapides » (Rafin).

2. — Méningite et Phlébite du Sinus longitudinal supérieur.

Parmi les cas de méningite de Paulsen, Huguenin, Hoppe, Wollenberg et Forestier, trois fois il n'y a eu aucune intervention. Dans les autres, l'intervention consista en une simple incision externe, une trépanation du sinus et une trépanation du crâne, avec ponction exploratrice du cerveau ; l'affection s'est invariablement terminée par la mort.

Les deux cas de phlébite du sinus longitudinal supérieur de Broadbent et de Zirn se sont terminés également par la mort et n'ont, d'ailleurs, donné lieu à aucune intervention. Peut-être pourrait-on, nous dit Chipault, tenter alors la ligature de ce sinus veineux, son ouverture et sa désinfection ; le conseil donné par cet auteur n'a pas, jusqu'à présent, trouvé sa confirmation pratique.

Les cas mixtes, abcès et phlébites, analogues à ceux signalés pour les otites, et dont M. Vallas a récemment rapporté un cas, n'ont été l'objet d'aucune intervention (Bourot, Lecard et Carver).

OBSERVATION I

Personnelle et inédite.

D..., Marie, âgée de 20 ans, entre dans le service de M. le professeur agrégé Lannois, le 20 mars, 1897.

Parmi les antécédents héréditaires, on relève que le père est mort jeune, probablement d'une affection médullaire. — La malade a eu 9 frères ou sœurs, tous morts en bas âge, d'une affection indéterminée.

Personnellement, son enfance ne présenta rien de bien particulier: elle est sujette à de l'eczéma du pavillon de l'oreille. Elle présente au-dessous de la cloison nasale une cicatrice, probablement due à un lupus.

Depuis 3 mois et demi, elle a fréquemment mal à la tête, surtout au niveau de la région frontale.

Six jours avant son entrée, s'est déclarée une céphalée intense, avec des frissons qui se sont reproduits les jours suivants, et elle a eu des épistaxis peu abondantes; depuis, anorexie et diarrhée.

Au moment de son entrée : anorexie, langue sèche, un peu de diarrhée; l'abdomen n'est pas ballonné; la pression est douloureuse dans la fosse iliaque droite, mais elle l'est également à gauche; un peu de gargouillements. Pas de taches rosées, pas d'hypertrophie de la rate. Pas de raie méningitique. Léger œdème des paupières, tendance au vertige. Urines sans albumine. T. 40°. P. 72.

Le 22 mars. — Persistance de la céphalée, du vertige; la température diminue.

Le 25 mars. — On remarque que la douleur frontale est nettement exagérée par la pression, surtout au niveau de la racine du nez et un peu au-dessus de l'arcade sourcilière droite.

Le 27 mars. — Les sécrétions nasales sont abondantes; l'examen rhinoscopique permet de constater du pus dans le cornet moyen droit; le cornet inférieur n'en présente pas.

Le diagnostic fait par M. Lannois est celui d'empyème du sinus frontal droit.

Le 29 mars. — Après éthérisation, MM. Lannois et Nové-Josserand, chirurgien de l'hôpital de la Croix-Rousse, pratiquent l'opération d'Ogston-Luc, Incision curviligne sur la partie interne du sourcil et le côté droit de la racine du nez. Les téguments et le périoste sont sains. La trépanation du sinus montre que la paroi antérieure est également saine. Dans le sinus, on trouve du pus crémeux, blanc jaunâtre, mélangé à des fongosités abondantes; celles-ci sont soigneusement curettées et on enlève avec elles 2 petits séquestres de 1 millimètre de large sur 4 millimètres de long environ.

L'exploration au stylet du sinus ainsi nettoyé montre une solution de continuité au niveau de la partie supérieure, où le stylet se met en contact avec la dure-mère. Le canal naso-frontal est également curetté et, après avoir placé 2 drains n canon de fusil dont l'extrémité supérieure reste dans le inus (1) et l'extrémité inférieure sort par la narine, on suture hermétiquement la plaie opératoire.

Le sinus frontal gauche est inexploré.

Suites opératoires excellentes.

Le 17 avril. — La plaie extérieure, complètement fermée, ne laisse qu'une très petite cicatrice, le drain est enlevé; il y a encore un peu de pus dans le méat moyen. — Le traitement consécutif consiste en cautérisations ignées du cornet moyen hypertrophié.

La malade a été revue par nous, 6 mois après l'opération, elle ne présente plus aucun phénomène local à noter.

OBSERVATION II

(Personnelle et inédite).

Mlle Ch. Claudine, âgée de 18 ans, ne présente rien de particulier dans ses antécédents héréditaires; aucune maladie infectieuse dans ses antécédents personnels. Elle a toujours eu de la peine à se moucher, sans être très sujette au coryza

(1) M. le professeur agrégé Rochet est d'avis que le drainage se fait mieux au moyen d'un double drain que par le drain entonnoir unique de Luc.

aigu. Depuis très longtemps, les sécrétions nasales s'éliminent sous forme de croûtes et les personnes de son entourage ont remarqué une tendance ozéneuse.

Depuis plusieurs mois, près d'un an, elle mouche du pus et se rappelle que bien avant que cette sécrétion purulente s'établisse, elle éprouvait des douleurs sus-orbitaires auxquelles elle ne prêtait pas grande attention.

Il y a huit jours environ, ces douleurs ont subi une exacerbation marquée, surtout du côté droit, simulant une névralgie sus-orbitaire intense; en même temps est apparu un léger œdème de la région sus-orbitaire droite.

Lorsqu'elle se présente à la clinique laryngologique du Dr Garel, la *rhinoscopie antérieure* décèle dans la fosse nasale droite, la présense de croûtes, une hypertrophie du cornet moyen, et du méat moyen on voit sourdre un léger filet de pus d'apparence crémeuse.

L'éclairage électrique des *sinus maxillaires* ne présente aucune particularité et le signe de Garel est négatif. Le *sinus frontal droit* offre, à l'éclairage, une légère obscurité, mais non une opacité complète.

Le 10 *juin* 1898 l'opération d'Ogston-Luc est pratiquée par M. le professeur agr. Rochet. Anesthésie à l'éther; incision dans la moitié interne du sourcil droit, périoste compris; celui-ci récliné en haut, application d'une couronne de trépan de un cent. au-dessus de la racine du nez, à côté de la ligne médiane. Dans l'intérieur du sinus se trouvent des fongosités assez nombreuses, il n'y a pas de pus; agrandissement de l'orifice de la trépanation au couteau-gouge; ablation des fongosités jusqu'aux angles de jonction des deux lames du frontal. Badigeonnage au chlorure de zinc à 1/10; drainage naso-frontal au moyen du stylet de Luc et d'un drain Génisson-Vaast. L'intérieur du sinus est saupoudré d'iodoforme et la plaie immédiatement suturée en totalité.

Les jours suivants des injections d'éther iodoformé sont faites dans le drain, au moyen d'une seringue de Pravaz.

Cinq jours après l'opération, le premier pansement est enlevé; un des points de suture a suppuré et laisse une petite fistule; sur tout le reste de son étendue, la plaie est réunie par la première intention.

17 *juin*. — On s'apprête à enlever définitivement le drain par lequel il ne s'écoule plus que très peu de pus.

22 *juin*. — La malade sort sans pansement ; elle ne présente aucune cicatrice appréciable. Le drain est retiré.

CONCLUSIONS

1° Le traitement des sinusites frontales doit être approprié à l'intensité des lésions des parois sinusales.

2° Les sinusites frontales aigues et les sinusites chroniques à forme muqueuse relèvent du cathétérisme du canal naso-frontal. Celui-ci est souvent difficile, parfois impossible.

3° Le traitement des formes suppuratives, latentes, fongueuses, doit viser à modifier la muqueuse sinusale et à rétablir la perméabilité du canal naso-frontal. Le cathétérisme et les injections modificatrices ne répondent pas à ces indications ; il en est de même de la trépanation du sinus par la voie nasale.

4° Parmi les procédés cutanés, le procédé frontal avec drainage du sinus par la voie nasale nous paraît préférable à tous les autres et la technique de Luc, avec suture immédiate de la plaie frontale, nous semble répondre à tous les desiderata. Elle assure la guérison avec le maximum de rapidité et le minimum de dangers, y compris celui de la récidive.

5° Le traitement devra s'adresser également aux suppurations des sinus voisins.

6° Conduit d'une façon rationnelle et énergique, il permet d'éviter les complications intra-craniennes, en réalité plus fréquentes qu'il n'a été dit généralement jusqu'à ce jour. Une intervention intra-cranienne est indiquée toutes les fois qu'il y a des phénomènes cérébraux et l'on ira progressivement par étapes jusqu'à ce que des lésions suffisantes aient été trouvées.

INDEX BIBLIOGRAPHIQUE

ALEZAIS. — Note sur l'aire chirurgicale des sinus frontaux. A. F. A. S. Marseille et *Semaine Médicale*, 1891.

BRYAN. — *a*). Contribution à l'étude de l'anatomie de la région fronto-ethmoïdale. Assoc. méd. Britannique, Montréal, sept. 1897.

b). *Brit. med. Journal*, 1897.

BOTEY. — Traitement des sinusites frontales chroniques et des lésions intra-craniennes consécutives. 1er Congrès espagnol d'oto.-rhin.-lar., Madrid, nov. 1896.

BOIS. — *a*). Fistules du sinus frontal. *Arch. gén. de méd.*, août-sept. 1896.

b). Th. Paris, 1896.

BOUYER. — Th. Paris, 1859.

CHIPAULT. — Chirurgie opératoire du système nerveux.

COZZOLINO. — Les instruments et la technique chirurgicale employés dans les affections du sinus. *Annales des maladies de l'oreille*, etc., 1891.

DREYFUSS. — Les maladies du cerveau et de ses annexes consécutives aux inflammations nasales. Strasbourg-Iéna, 1896.

FORESTIER. — Sinusite frontale subaiguë, perforation de la paroi antérieure du sinus; migration insolite du pus à travers le diploé du frontal en haut et perforation de la table interne ayant déterminé une méningo-encéphalite mortelle. *Arch. int. de Lar.*, 1897.

Fehleisen. — Traité des affections du sinus frontal. *Med. Record*, 1891.

Goris. — Note sur l'opération curative de la sinusite frontale. Soc. belge de laryngol., etc., juillet 1897.

Garel. — Diagnostic et traitement des maladies du nez. Rueff, Paris 1897.

Griffith. — Trépanation du sinus frontal, *Brit. Med. Journal*, 1897.

Gradenigo. — A propos des signes cliniques de la sinusite frontale aiguë.

a). Communication à l'Académie royale de Turin, 1897.

b). *Annales de Gouguenheim*, 1897.

Hansberg. — Le cathétérisme des cavités accessoires du nez. *Monatschrift für orhenheilk*, 1890.

Hupperz. — Des sinusites frontales; leur traitement. Th. Marbourg, 1897.

Jansen. — *Arch. für Lar. und Rhin*, t. 1.

Kuhnt. — Sur les maladies inflammatoires des cavités nasales, Konigsberg, 1895.

Luc. — Traitement des sinusites frontales suppurées chroniques.

a. Société fr. d'otol. rh. etc., mai 1896.

b. Soc. fr. d'otol. rh., etc., mai 1897.

c. Du diagnostic et du traitement de l'abcès encéphalique consécutif aux suppurations craniennes, *Médecine mod.*, nov. 1896.

d. Du diagnostic et du traitement de l'abcès encéphalique consécutif aux suppurations crâniennes, *Archives de Lar. Rhin*, etc., 1897.

Lermoyez. — *a*. Thérapeutique des maladies des fosses nasales, 1896.

b. Soc. franc. d'otologie, mai 1897.

c. *Presse médicale*, 16 février 1898.

LANNOIS. — Guérison d'une sinusite frontale par la méthode d'Ogston-Luc, *Lyon médical*, 1897.

LACOARRET. — Empyème du sinus frontal. *Revue de laryng. rhin*, 1893.

LICHTWITZ. — Sur les maladies des sinus et cavités accessoires du nez, *Bulletin méd.*, 25 oct. 1893.

MYLES et HARRIS. — Acad. de méd. de New-York. *Section de lar. et rhin*, avril 1897.

MARGARUCCI. — Contribution à la chirurgie des s. frontaux, *Archiv. ital. di otol rh. lar.*, 1896.

MOURE. — *a.* Sur le traitement des sinusites (maxillaire excepté). Rapport au Congrès de Moscou, août 1897.

b. Manuel des maladies des fosses nasales.

c. Empyème des sinus frontaux. Soc. de méd. et de Chir. de Bordeaux, 1896.

MILLIGAN. — Empyème du sinus frontal, *Brit. méd.* J. 1897.

MAYO-COLLIER. — *a.* Note sur l'anatomie, le développement et la chirurgie des s. frontaux. *Lancet*, juin 1897.

b. Association laryng. britannique, 1895.

MARTIN. — Guérison d'un empyème classique du sinus frontal par des injections antiseptiques. *Journ. de méd. de Bordeaux*, 1894.

MERMOD. — Méningo-encéphalite consécutive à l'exploration d'un soi-disant sinus frontal. *Ann. des m. de l'oreille*, 1896.

MICHEL. — Des abcès et fistules orbitaires dans le cours des sinusites frontales. Th. Lyon, 1895.

MORIN. — Th. Paris, 1897.

MONTAZ. — De l'empyème du sinus frontal. *Dauphiné méd.*, 1893.

ORTEGA. — *La Escuela de Médecina de Guatemela*, 1897.

OGSTON. — Trépanation du sinus frontal pour affections catarrhales. *Medical Chronicle*, 1884.

PANAS. — Maladies des yeux. Paris 1894.

Photiadès. — Une méthode nouvelle de traitement post-opératoire des empyèmes du sinus frontal. *Annales des m. de l'oreille*, 1897.

Plauchu. — Trépanation pour un cas d'abcès cérébral consécutif à une sinusite frontale, *Lyon médical*, 1896.

Pitiot. — Abcès des sinus frontaux, th. Lyon, 1878.

Rafin. — Complication intra-crâniennes des inflammations du s. fr. *Arch. gén. de médecine*, 1897.

Scheier. — Sur le sondage des sinus frontaux. XIIe Congrès international de médecine. Moscou, 1897.

Spies. — Une nouvelle méthode de traitement de la suppuration des sinus. In. *Festschrift*. Recueil de mémoires offert au professeur Fränkel pour son 25e anniversaire d'enseignement universitaire, Berlin, 1896.

Schech. — Sur le diagnostic et le traitement des suppurations chroniques du sinus frontal. *Arch. für Lar. und Rhin*. Bd. III.

Tilley. — *a*. Anatomie des sinus frontaux avec quatre cas traités chirurgicalement. *Revue intern. de rhinol.*, etc., janvier 1897.

b. Recherches au point de vue chirurgical sur les sinus frontaux de 120 crânes. *Lancet*, 26 septembre 1896.

Valude. — Empyème des sinus frontaux, guérison par première intention, Société de laryngologie de Paris, 1892. *France médicale*, 1892-1893.

TABLE DES MATIÈRES

70.III. — Imp. A. Waltener. — P. Legendre et Cie, Succrs. — Lyon

www.ingramcontent.com/pod-product-compliance
Ingram Content Group UK Ltd.
Pitfield, Milton Keynes, MK11 3LW, UK
UKHW031056260726
13965UKWH00006B/1425